DE LA

PARALYSIE FACIALE

PRODUITE

PAR UNE HÉMORRHAGIE CÉRÉBRALE

CONSIDÉRÉE SURTOUT

CHEZ LES VIEILLARDS,

DE LA
PARALYSIE FACIALE

PRODUITE

PAR UNE HÉMORRHAGIE CÉRÉBRALE

CONSIDÉRÉE SURTOUT

CHEZ LES VIEILLARDS.

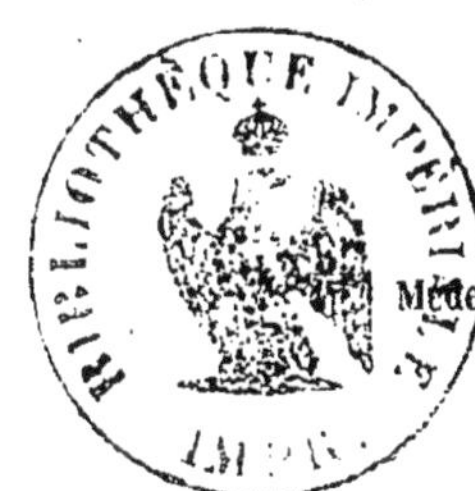

PAR A. DUPLAY,

Médecin de l'Hospice de la Vieillesse (Hommes).

Publications de l'**Union Médicale**, des 19, 22 et 26 Août 1854.

PARIS,

TYPOGRAPHIE FÉLIX MALTESTE ET Cie,

Rue des Deux-Portes-Saint-Sauveur, 22.

1854

DE LA
PARALYSIE FACIALE

PRODUITE

PAR UNE HÉMORRHAGIE CÉRÉBRALE

CONSIDÉRÉE SURTOUT

CHEZ LES VIEILLARDS.

Il existe, dans l'histoire de la paralysie faciale, un point encore obscur, sur lequel viennent se heurter deux opinions tout à fait opposées, et qui demande, pour être éclairci, des faits plus complets que ceux qui ont été mentionnés jusqu'à ce jour.

Pour certains observateurs, la paralysie faciale dépendrait souvent d'une altération du cerveau (ramollissement ou hémorrhagie) assez petite pour n'avoir déterminé qu'une paralysie bornée aux muscles de la face; pour d'autres, au contraire, cette affection reconnaîtrait pour cause presque unique une lésion du nerf facial lui-même; et si ces derniers admettent

la possibilité de la paralysie faciale, par suite d'une lésion circonscrite du cerveau, c'est presque à titre d'hypothèse et comme
une concession de pure forme qu'ils font à leurs adversaires.

M. Rostan, tout en admettant que la paralysie de la face
puisse dépendre d'une lésion du nerf facial, soit rhumatismale,
soit de toute autre nature, pense qu'elle reconnaît pour cause
bien plus souvent qu'on ne le croit généralement, une hémorrhagie circonscrite du cerveau. Je lui ai souvent entendu pro-
fesser cette opinion lorsque j'étais attaché à son service, en
qualité de chef de clinique.

M. Bérard, loin de partager cette opinion, se prononce
contre elle d'une manière tellement formelle que je crois utile
de mettre sous les yeux du lecteur ce qu'il dit à ce sujet (*Dict.
de méd.*, 2me édition, article PARALYSIE FACIALE) :

« Je pense, dit ce physiologiste distingué, que l'hémiplégie
» faciale *ne peut être considérée comme symptomatique d'une
» affection cérébrale.* Cette proposition, je le sais, est de nature
» à heurter les convictions d'un de mes collègues de la Faculté
» qui est bien près d'attribuer toutes les hémiplégies faciales
» à une hémorrhagie ou à un ramollissement du cerveau. Mais,
» je pense qu'on n'hésitera pas à se ranger à l'opinion que je
» soutiens ici, s'il est vrai qu'il serait facile de rassembler en
» peu de temps une foule d'observations qui se ressemblent
» en ce point, que la paralysie d'une des joues a été déter-
» minée par un courant d'air froid sur cette même joue,
» chez des individus offrant, d'ailleurs, aussi bien après
» qu'avant l'accident, tous les attributs d'une bonne santé.
» Supposer que, dans tous ces cas, le courant d'air froid sur
» la joue droite, par exemple, a constamment déterminé un
» épanchement circonscrit, et toujours dans la même partie
» du lobe gauche du cerveau, c'est supposer une chose insou-

» tenable. La seule concession que je puisse faire sur cette
» matière, c'est de reconnaître que, dans des cas excessivement
» rares, il a pu s'opérer, dans un point de l'encéphale, un
» épanchement ou un ramollissement assez limité pour n'en-
» traîner que la paralysie du nerf facial. Peut-être, serais-je
» moins accommodant encore, si je n'avais été ébranlé par les
» résultats de l'ouverture du cadavre de Dupuytren. Notre
» célèbre collègue avait eu une paralysie d'un côté de la face,
» et l'on a trouvé les traces d'un épanchement apoplectique
» dans le lobe cérébral opposé. Je répète que je *n'ai été*
» *qu'ébranlé* par ce fait, car il m'a semblé que, chez Dupuytren,
» la paralysie n'avait pas été entièrement bornée à un côté de
» la face. Or, l'hémiplégie faciale, quand elle coïncide avec la
» paralysie des membres, ne peut être considérée comme une
» affection locale. »

On peut juger par cette citation combien l'opinion de M. Bérard diffère de celle de M. Rostan, et combien il est près de
nier complètement l'existence des hémiplégies faciales par
lésion circonscrite du cerveau.

Cette divergence d'opinion peut se comprendre si l'on se
rend compte des difficultés qui entourent la solution de cette
question intéressante. On ne peut la résoudre, en effet, qu'à
l'aide de faits bien complets, c'est-à-dire dans lesquels l'ouverture des cadavres ait démontré l'existence ou l'absence d'une
lésion du cerveau chez des sujets ayant été affectés de paralysie faciale. Or, les faits de cette nature doivent être fort
peu nombreux, car, pour être recueillis, ils demandent un
concours de circonstances toutes particulières.

La paralysie faciale, même celle qui peut dépendre d'une
hémorrhagie cérébrale, est une affection peu grave par elle-
même ; car le foyer hémorrhagique qui lui a donné lieu, doit

être très petit pour n'avoir pas influencé la locomotilité dans une plus grande étendue, et avoir laissé intacts les mouvemens du bras et de la jambe. Aussi arrive-t-il presque toujours que les malades affectés de paralysie de la face, s'ils sont observés dans une salle d'hôpital, après être restés pendant un certain temps sous les yeux du médecin, échappent bientôt pour toujours à son observation ; si au contraire ils sont observés dans la pratique particulière, condition qui permet au médecin de les suivre plus longtemps, de les revoir après leur guérison et de conserver avec eux des relations de longue durée, il est bien rare que s'ils viennent à succomber par suite de quelqu'autre maladie, on puisse obtenir des familles de vérifier par l'autopsie la véritable cause de la paralysie faciale dont ils ont été affectés.

Ce n'est guère que, dans les hospices consacrés à la vieillesse, que l'on peut suivre ces cas douteux dans toutes leurs phases, et les vérifier plus tard par l'examen nécroscopique. Là en effet, les malades restent sous les yeux du médecin, au lieu de ne faire qu'y passer comme dans les hôpitaux ordinaires, et ils finissent, au bout d'un temps plus ou moins long, par succomber à quelqu'une des affections inséparables de la vieillesse. Là, ne se rencontrent plus ces difficultés pour les recherches nécroscopiques, que l'on trouve dans la pratique particulière.

C'est à cette position toute spéciale, que je dois d'avoir pu observer dans toute leurs phases plusieurs faits de paralysie faciale, qui, je crois, sont propres à jeter quelque jour sur le point encore douteux que je signalais dans l'histoire de cette affection.

Ces faits ont tous été recueillis à l'hospice des Incurables (hommes) pendant un séjour de douze années. Un seul est emprunté à un recuil périodique, mais il m'a paru si important et si complet, que j'ai cru intéressant de le rapprocher de ceux que j'avais observés moi-même.

Parmi ces faits, les uns sont de nature à lever toute espèce de doute sur l'existence d'un foyer apoplectique, comme cause de l'hémiplégie faciale. Je commencerai par les exposer.

Ceux qui les suivront, manquant de la contre-épreuve de l'examen nécroscopique, seront, je le sais, par cette raison, plus contestables. Je pense, cependant, qu'une juste appréciation des divers accidens qui ont précédé, accompagné ou suivi l'hémiplégie faciale, accidens que j'ai pu observer, parce que je ne perdais pas de vue les malades, devra faire considérer encore dans ces cas la paralysie de la face comme ayant été produite par une hémorrhagie circonscrite du cerveau.

OBSERVATION I. — *Paralysie faciale du côté gauche chez un vieillard âgé de 80 ans. — Mort au bout de vingt mois, à la suite d'une bronchite compliquée d'apoplexie pulmonaire. — Traces d'un petit foyer hémorrhagique dans le corps strié droit.*

Le nommé Marcelot (Nicolas-Michel), âgé de 80 ans, entre à l'infirmerie le 23 juillet 1849. Cet homme, d'une petite stature, encore bien conservé pour son âge, et jouissant de l'intégrité de son intelligence, avait ressenti, quelques jours avant son entrée, de l'engourdissement et des fourmillemens dans la joue gauche. Sans se rendre bien compte de ce qu'il éprouvait, il avait remarqué une sorte de gêne dans ce côté de la face ; la salive s'écoulait involontairement ; et lorsqu'il broyait ses alimens, ils s'accumulaient entre la joue et l'arcade alvéolaire ; aussi était-il souvent obligé de les ramener sous les dents à l'aide du doigt, afin d'en opérer la trituration. Du reste, ce vieillard ne pouvait rattacher son affection à aucune cause appréciable ; il n'avait pas été exposé à un courant d'air ; il n'avait éprouvé ni céphalalgie, ni étourdissemens, ni douleur dans l'oreille correspondante. Quant au début du mal, il ne pouvait dire s'il avait été brusque ; c'était en se réveillant le matin qu'il avait éprouvé cette sensation d'engourdissement et de gêne dans la joue gauche. Lorsque le malade se présenta à l'infirmerie, il était dans l'état suivant :

23 juillet. Déformation très prononcée de la face. Tout le côté gauche est fortement dévié à droite. La commissure droite des lèvres est abaissée, tandis que la gauche est comme relevée. La moitié gauche des lèvres est fortement appliquée contre les arcades alvéolaires. La joue gauche est flasque et pendante. La paupière supérieure du même côté est élevée, et la paupière inférieure, comme abandonnée à son propre poids, a de la tendance à se renverser en dehors. Il est impossible au malade d'abaisser la paupière supérieure au devant du globe oculaire. La salive s'écoule involontairement par la commissure gauche des lèvres, et l'articulation des mots est rendue un peu difficile par l'immobilité de la moitié gauche de ces organes. Il y a de l'engourdissement et des fourmillemens dans tout le côté correspondant de la face ; mais le malade n'y éprouve pas de véritables douleurs. La sensibilité est intacte ; le malade sent distinctement le chatouillement produit par les barbes d'une plume, ainsi qu'une piqûre légère faite à l'aide d'une épingle. La vision n'a subi aucune altération. La muqueuse buccale et nasale du côté affecté jouit de toute sa sensibilité. La langue n'est pas déviée, et la luette n'est inclinée ni à droite, ni à gauche. Du reste, on n'observe aucun phénomène du côté de l'encéphale ; il n'existe ni céphalalgie, ni étourdissemens ; et les membres des deux côtés ne présentent aucune lésion ni de la sensibilité, ni de la locomotilité. Les organes digestifs et les organes contenus dans la poitrine sont dans un état parfait d'intégrité. (Dix sangsues derrière chaque apophyse mastoïde. Bains de pieds sinapisés.)

24. Aucun changement. La conjonctive de l'œil est rouge et très fortement injectée. La paupière inférieure a de la tendance à se renverser en dehors, et présente un commencement d'ectropion. Sécrétion abondante de muco-pus à la surface de l'œil. Pour soustraire la conjonctive au contact de l'air, la paupière supérieure est maintenue abaissée à l'aide d'un tampon de charpie soutenu par un bandeau. (Bains de pieds, orge miellé, lavement laxatif.)

Les jours suivans, l'irritation de la conjonctive diminue depuis que le globe oculaire n'est plus en contact avec l'air. Mais il n'est survenu aucun changement dans l'état de la face. On pratique sur le côté de la face affecté de paralysie des frictions avec le liniment ammoniacal. Bientôt ce dernier est remplacé, avec aussi peu de succès, par la teinture de cantharides. Plusieurs vésicatoires volans sont successivement appliqués sur le trajet du nerf facial ; mais le côté gauche de la face ne recouvre pas ses mouvemens ; enfin plusieurs vésicatoires volans sont pansés avec un centigramme puis deux et trois centigrammes de strychnine. Ce moyen ne détermine aucune contraction dans les muscles, et il est abandonné au bout de quelque temps. La paupière supérieure gauche reste toujours immobile, et l'inférieure se renverse de plus en plus en dehors ; cependant la conjonctive a perdu sa sensibilité, car elle peut rester exposée au contact de l'air sans s'enflammer de nouveau.

Le malade, découragé, et ne souffrant pas, voulait retourner dans sa salle. Je l'engageai à tenter encore l'application d'un dernier moyen. Comme il était très docile, et qu'il avait un grand désir de sortir guéri, il consentit à s'y soumettre. Ce moyen était l'application de l'électricité. A la suite de la première séance, qui dura environ cinq minutes, le malade crut remarquer un peu d'amélioration. La paupière supérieure semblait avoir recouvré quelques mouvemens presque imperceptibles.

Trois autres séances, prolongées un peu plus longtemps, n'amenè-rent aucun progrès dans la guérison. Le malade souffrait beaucoup de l'emploi de ce moyen ; il éprouvait même pendant plusieurs heures, après chaque séance, des vertiges et des étourdissemens. Ces derniers accidens furent encore plus marqués après la cinquième application de l'électricité, qui avait été très pénible à supporter. Il me demanda instamment de ne pas continuer l'emploi de ce moyen, et j'y consentis, craignant, d'après les troubles qui s'étaient manifestés du côté du cerveau pendant les dernières séances, de déterminer des accidens plus sérieux. Le malade sortit donc de l'infirmerie le 26 septembre, deux mois environ après son entrée, sans avoir éprouvé aucun changement favorable.

J'ai revu plusieurs fois le malade depuis sa sortie de l'infirmerie et la paralysie du côté gauche de la face a fini par disparaître entièrement. Au bout de six mois, on n'observait plus aucune déviation du côté gauche, seulement il y avait encore un peu d'immobilité de la paupière supérieure et un léger renversement en dehors de la paupière inférieure. Au bout d'un an, la face avait repris son expression naturelle, et rien n'aurait pu mettre sur la voie de l'accident qu'avait éprouvé ce malade.

Dans les premiers jours du mois de mars 1851, ce vieillard fut pris d'une bronchite compliquée d'apoplexie pulmonaire, à laquelle il succomba. Mon attention fut dirigée, à l'autopsie, sur l'état du cerveau et du nerf facial, afin de retrouver, s'il était possible, des traces de la lésion qui avait amené la paralysie. Voici quels furent les résultats de ces investigations.

Autopsie quarante-huit heures après la mort. — Les os du crâne présentent leur épaisseur normale. La dure-mère adhère fortement à leur surface interne. Il existe une petite quantité de sérosité dans la grande cavité de l'arachnoïde. L'arachnoïde cérébrale présente, sur la face supérieure des hémisphères, une teinte opaline dans une assez grande étendue. La pie-mère est infiltrée de sérosité. Toute la substance corticale est parfaitement saine. La substance blanche, dans toute la portion située au-dessus des ventricules, est saine de chaque côté. Les ventricules latéraux contiennent environ une cuillerée de sérosité. La couche optique du côté droit est saine. Le corps strié du même côté présente à sa partie moyenne un petit foyer hémorrhagique. Là existe une petite cavité pouvant loger un pois ordinaire, et contenant dans son intérieur un peu de sérosité. Ses parois sont lisses et revêtues d'une membrane bien organisée qui résiste au tranchant du scalpel. La portion de substance cérébrale ambiante, et immédiatement en contact avec le kyste, est plus ferme que les portions plus éloignées, et présente une teinte légèrement jaunâtre. On n'observe rien de semblable du côté gauche, où la couche optique et le corps strié sont dans un état d'intégrité parfaite.

Le cervelet et la protubérance cérébrale ne présentent aucune lésion. Le nerf facial du côté gauche est poursuivi avec le plus grand soin dans tout son trajet; on n'observe aucun changement ni dans sa coloration ni dans sa consistance, soit à son origine, soit dans l'aqueduc de Fallope, soit à sa sortie du crâne, et dans les nombreuses branches qui se distribuent à la face.

Je passe sous silence les altérations des bronches et des poumons, qui avaient amené la mort du malade, comme étant étrangères au sujet qui nous occupe.

Le fait suivant a une telle analogie avec celui qui précède, que je crois utile de l'en rapprocher. Il a été recueilli par M. Diday, et sous les yeux de M. Cruveilhier.

OBSERVATION II. — *Hémiplégie faciale isolée. — Mort à la suite d'une pneumonie et d'une péricardite. — Petit foyer hémorrhagique.*

La nommée Legouas, âgée de 63 ans, employée comme infirmière à la Salpêtrière, ne se rappelant avoir jamais eu aucune maladie, si ce n'est un coup reçu, il y a deux ans, dans la région du foie, s'apercevait, depuis huit jours, que la commissure des lèvres se tournait peu à peu du côté droit, et que l'œil gauche ne pouvait plus se fermer complètement. Ces symptômes s'accompagnaient d'un peu de douleur dans le côté gauche de la face ; elle s'alita le 31 janvier 1835. On la trouva dans l'état suivant : pouls ordinaire, sans fréquence ; inappétence depuis deux jours ; langue couverte d'un enduit muqueux ; constipation ; quelques nausées. La commissure droite des lèvres était déviée en haut et en dehors ; celle du côté gauche retombait directement en bas. Quand elle voulait souffler, la commissure gauche se laissait distendre et ne pouvait ni retenir la colonne d'air, ni modifier sa sortie. Elle éprouvait une légère difficulté à articuler les sons, ainsi qu'à mâcher. Dans une grande inspiration faite la bouche fermée, l'aile droite du nez se dilatait, tandis que les bords de celle du côté gauche, attirés et renversés en dedans, faisaient entendre un bruit particulier. Il lui était impossible de rapprocher complètement les paupières du côté gauche, de sorte que la moitié inférieure du globe de l'œil restait constamment à découvert ; la luette n'était pas déviée. Du reste, la sensibilité générale était intacte, et les deux côtés de la langue percevaient également les saveurs ; aucune paralysie des membres ; pas de crampes dans les extrémités ni de douleurs dans les articulations ; intelligence et mémoire parfaites. Il n'y avait pas de céphalalgie ; mais des douleurs, que la malade comparait à un abcès qui se forme, se faisaient fréquemment ressentir dans le côté gauche de la face. La malade indiquait très bien leur origine au trou sous-orbitaire, et disait que, parties de ce point, elles allaient gagner en s'irradiant, le devant de l'oreille. (Saignée. Sulfate de magnésie, 15 grammes.

Au bout de huit jours, la malade put reprendre son service ; l'hémiplégie faciale persista au même degré pendant un mois. Elle sortit alors de l'infirmerie, mais je la revis à plusieurs reprises et je pus constater qu'environ six mois après l'invasion de la paralysie, il n'en restait plus de traces sensibles ; les douleurs de la face avaient disparu depuis longtemps. Elle rentra, le 13 décembre 1835, à l'infirmerie, où elle mourut, en six jours, d'une pneumonie et d'une péricardite.

Autopsie 26 heures après la mort, faite par M. Cruveilhier. — Crâne : Les membranes ne sont pas injectées ; peu de sérosité extra et intra-arachnoïdienne ; bonne consistance du cerveau, du cervelet et du bulbe rachidien ; la couche optique présente immédiatement en arrière de la bandelette demi-circulaire, et à une ligne au-dessous de sa surface ventriculaire, une fente de trois lignes d'étendue, dont les bords écartés laissaient à découvert un petit foyer contenant à peine une goutte de sérosité colorée en rouge ; les parois du foyer sont recouvertes par une membrane distincte, mais n'offrant pas à un très haut degré la coloration jaune et la ténacité du kyste développé autour des foyers apoplectiques anciens.

Les nerfs faciaux, à leur origine, étaient parfaitement semblables des deux côtés, suivis dans l'aqueduc de Fallope et à la sortie du crâne jusqu'à leur division ; ils avaient, de chaque côté, le même volume, la même coloration et la même consistance. — (Diday, *Gaz. méd.*, n° 3, 1836.)

Après la lecture de ces deux premiers faits, il me semble que l'on ne peut conserver aucun doute sur la véritable cause de l'hémiplégie faciale dont ces deux malades ont été affectés. Entre l'invasion de la maladie et la mort qui a été produite par une affection thoracique, il ne survient chez eux aucun accident nouveau du côté des centres nerveux. A l'autopsie, l'on constate du côté opposé à la joue paralysée, un seul foyer très petit dont l'aspect et les caractères anatomiques sont bien en rapport avec le temps qui s'est écoulé depuis l'apparition de la paralysie. D'un autre côté, l'on ne peut saisir dans les nerfs faciaux aucune trace d'une lésion antérieure.

Cependant, en s'en tenant aux symptômes seuls, il serait difficile de trouver quelque différence entre la marche de la paralysie qui a frappé ces deux malades, et la marche de celle que l'on fait dépendre d'une lésion du nerf facial. Tous deux ont été pris des accidens au milieu d'une santé parfaite. On n'a constaté chez eux, avant ou pendant l'accident, aucun symptôme cérébral ; la paralysie était bien bornée à la face, et les membres correspondans étaient exempts de toute lésion, soit de la sensibilité, soit de la locomotilité. L'un a ressenti les premiers symptômes en se réveillant, l'autre les a vus survenir graduellement.

Supposons que ces deux faits se fussent passés dans les salles d'un hôpital et dans les conditions ordinaires; que serait-il arrivé? Au bout d'un mois ou six semaines, ces deux malades seraient sortis en voie de guérison. Le peu de gravité des accidens, leur marche, tout aurait contribué à faire considérer dans ces cas, comme dans les cas les plus ordinaires, la paralysie comme le résultat d'une affection du nerf facial. Quant au moyen de vérifier le diagnostic par l'autopsie, il aurait complètement échappé, car ces deux malades seraient allés mourir de l'affection qui les a enlevés, dans un autre service, et sans que l'on eût connaissance d'une affection antérieure dont ils ne portaient plus aucune trace.

Les deux faits suivans sont moins simples que les précédens. On ne peut plus y suivre aussi complètement l'enchaînement entre la cause et l'effet, car, entre l'invasion de la paralysie faciale et la mort des malades, il survient de nouveaux accidens du côté du cerveau.

OBSERVATION III. — *Congestion cérébrale.* — *Trois mois après, paralysie faciale.* — *Guérison.* — *Plusieurs hémorrhagies cérébrales.* — *Mort de méningite.* — *Foyers hémorrhagiques nombreux dans les deux hémisphères cérébraux.*

Le nommé Lecomte, âgé de 71 ans, entre à l'infirmerie le 25 mai 1850. Cet homme, ancien militaire, avait toujours joui d'une bonne santé ; il était encore actif et intelligent et servait comme garçon de la consultation externe. Pendant l'épidémie de choléra de 1849, il perd une femme, avec laquelle il vivait depuis longues années, et cette perte est pour lui un chagrin des plus vifs. Depuis lors, il s'opère chez lui un changement très notable. Il perd toute son activité, il devient morose de gai qu'il était ; il pleure comme un enfant pour le moindre sujet. Sa marche devient lente et pénible. Dans le courant de février 1850, il entre une première fois à l'infirmerie pour des étourdissemens très violens accompagnées d'une grande faiblesse générale. Quelques sangsues à l'anus, et l'emploi de purgatifs, dissipent promptement ces accidens. Il sort de l'infirmerie bien rétabli, mais conservant toujours dans le caractère les changemens que nous avons signalés.

Le 26 mai 1850, sans avoir éprouvé d'étourdissement ou de céphalalgie, il se réveille le matin avec une sensation d'engourdissement dans la joue droite ; l'articulation des mots est difficile et, quand il mange, il s'aperçoit que les alimens s'accumulent entre la joue et l'arcade alvéolaire. Le lendemain, il se présente à l'infirmerie et il est reçu immédiatement.

27 mai. Face pâle, la bouche est déviée à gauche. La joue droite est un peu pendante. Lorsque le malade essaie de siffler, il ne rend aucun son, et la moitié droite des lèvres ne se contracte pas. La paupière supérieure ne peut être complètement abaissée et laisse à découvert une petite portion du globe de l'œil. Lorsqu'on promène sur les deux joues les barbes d'une plume, le malade affirme, à plusieurs reprises, qu'il sent bien moins distinctement à droite qu'à gauche. Lorsqu'on pique le malade avec une épingle, la douleur est également nulle dans le côté droit de la face. Le malade a conservé dans toute leur intégrité les mouvemens et la sensibilité des deux membres supérieurs et inférieurs. Il n'y éprouve aucune sensation soit d'engourdissement, soit de fourmillement. Il n'y a pas de céphalalgie ni d'étourdissement. Le malade distingue les objets avec l'œil droit aussi bien qu'avec l'œil gauche. La sensation des saveurs et des odeurs est la même pour les deux côtés de la langue et pour les deux fosses nasales. La luette ne paraît point déviée d'une manière sensible. L'intelligence a subi des troubles assez remarquables ; le malade est dans une sorte d'idiotisme, il va et vient, sans savoir ce qu'il fait. Il se trompe souvent de lit et prend celui d'un autre pour le sien. Cependant il répond assez juste et assez promptement aux questions qui lui sont adressées. (*Saignée du bras de trois palettes ; cataplasmes sinapisés ; orge miellé ; diète.*)

Le malade, à dater de cette époque, n'a rien présenté de particulier. Chaque jour a apporté une amélioration notable dans son état. La déviation de la face et de la bouche a diminué ; la mastication et l'articulation des mots sont devenues plus faciles. La sensibilité de la joue s'est rétablie insensiblement. La paupière supérieure pouvait déjà, au bout de six jours, recouvrir complètement le globe oculaire. Enfin, l'intelligence s'est rétablie complètement, et le malade a pu sortir, en voie de guérison, le 8 juin, douze jours après son entrée à l'infirmerie. Les moyens sous l'influence desquels cette amélioration se manifesta, furent des purgatifs répétés tous les deux jours, et des révulsifs sur les membres inférieurs.

L'état de Lecomte fut bon jusqu'au mois de septembre de la même année. Depuis cette époque, jusqu'au mois d'avril suivant, il fut repris six fois d'accidens cérébraux, qui avaient tous les caractères de petites hémorrhagies cérébrales. Il était tout à coup pris d'étourdissemens avec ou sans perte de connaissance, sans hémiplégie bien caractérisée, quelquefois avec un peu de gêne dans un des membres supérieurs. Des applications de sangsues à l'anus, des purgatifs, dissipaient ces accidens, qui décroissaient au bout de sept à huit jours. Cependant son intelligence diminuait de plus en plus. Enfin, il fut pris de délire le 13 avril 1851 ; et après avoir présenté tous les caractères d'une méningite avec épanchement dans les ventricules cérébraux, il succomba le 22 juin, dans un état de marasme et d'idiotisme complets, sans qu'on ait pu obtenir le moindre succès des moyens qui furent mis en usage. L'examen des organes nous révéla les lésions suivantes :

Autopsie trente heures après la mort. — Les os du crâne présentent une épaisseur normale. La dure-mère est adhérente à la face interne des os du crâne. L'arachnoïde cérébrale, dans toute la portion qui revêt la convexité des hémisphères cérébraux, offre une teinte opaline. Cette membrane paraît épaissie, car, en dépouillant le cerveau, elle s'enlève sans se déchirer. Le tissu cellulaire sous-arachnoïdien est fortement infiltré de sérosité qui s'écoule en nappe lorsque l'on enlève les membranes. La couche corticale du cerveau est saine, et ne présente aucun changement dans sa coloration ou dans sa consistance. La portion de substance blanche, située au-dessus des ventricules cérébraux, laisse apercevoir à droite et à gauche plusieurs foyers hémorrhagiques. Il y en a huit dans l'hémisphère gauche, et quatre seulement dans l'hémisphère droit. Les plus grands de ces foyers auraient pu loger un pois, et les plus petits une tête d'épingle. Chacun d'eux consistait dans une petite excavation revêtue d'une membrane organisée, lisse, blanche dans les uns, légèrement jaunâtre dans quelques autres, et d'un rouge brique pour quelques-uns d'entre eux. Dans quelques-unes de ces cavités, il existait de la sérosité transparente ; dans d'autres, le liquide avait une couleur jaune-serin ; dans d'autres, enfin, il existait de petits caillots sanguins à des périodes diverses de leur résorption. Dans certains points, on remarquait de véritables cicatrices caractérisées par une sorte de linéament de deux ou trois millimètres d'étendue, légèrement jaunâtres, et se distinguant de la substance cérébrale environnante par une fermeté et une résistance analogue à celle des tissus fibreux. Les ventricules cérébraux, de chaque côté, contenaient une quantité notable de sérosité limpide. Les couches optiques et les corps striés étaient sains à droite et à gauche. La protubérance cérébrale et le cervelet ne présentaient rien de particulier.

En tenant compte de toutes les circonstances qui ont pré-

cédé, accompagné et suivi la paralysie faciale survenue chez
Lecomte, je crois qu'il est difficile, comme dans les cas précédens, de l'attribuer à une autre cause qu'à une petite hémorrhagie circonscrite du cerveau. Cet homme éprouve un chagrin
violent ; peu de temps après, il survient une simple congestion cérébrale. Ce premier accident est suivi d'une paralysie
faciale qui s'accompagne de troubles de l'intelligence. Puis,
après, on voit apparaître une succession de petites attaques de
paralysies qui se rapportent à autant de petites hémorrhagies
cérébrales. Enfin, il succombe à une méningite qui passe à
l'état chronique. A l'autopsie, l'on trouve dans les deux hémisphères cérébraux un grand nombre de foyers hémorrhagiques, qui correspondent aux diverses époques où se sont
manifestées les attaques de paralysie. Tout ne porte-t-il pas à
croire que, chez ce malade, l'un de ces petits foyers a déterminé le premier accident un peu sérieux qu'il ait éprouvé,
c'est-à-dire la paralysie faciale.

OBSERVATION IV. — *Paralysie faciale du côté droit. — Guérison
lente. — Plus tard, congestion cérébrale. — Plus tard encore,
mort rapide par suite d'une hémorrhagie cérébrale. — Vaste
foyer ayant détruit une grande partie de l'hémisphère gauche.*

Le nommé Theizen (Jean-Claude), âgé de 66 ans, d'une forte consti-
tution, jouissant habituellement d'une très bonne santé, se couche bien
portant le 11 mai 1850. Il n'avait éprouvé, les jours précédens, et la
veille, ni céphalalgie, ni étourdissemens. Le 12, en se réveillant, il
éprouve dans la joue droite une sensation toute particulière de gêne et
d'engourdissement, ainsi que des fourmillemens qui le portent à se frot-
ter la joue pour dissiper cette sensation désagréable. Il s'aperçoit aussi
qu'en mangeant, ses alimens s'accumulent entre la joue et l'arcade
alvéolaire ; aussi est-il obligé de les ramener dans la bouche à l'aide du
doigt. Il reste un jour dans cet état, et, voyant que les accidens aug-
mentent, il se présente, le 13, à l'infirmerie, où il est admis immédiatement.

13 mai. Face un peu colorée et présentant une expression toute par-

ticulière. Le côté droit paraît beaucoup plus large que le gauche. La bouche, comme déplacée, est fortement déviée dans ce dernier sens. La salive s'échappe involontairement par la commissure droite des lèvres. La joue droite, comme pendante, présente un bourrelet œdémateux à sa partie inférieure. Il est impossible au malade de siffler. Lorsqu'il rit, la face présente une expression des plus burlesques; le côté gauche entraîne fortement le côté droit, qui est immobile et qui ne prend aucune part à l'expression d'hilarité du côté gauche. Le malade éprouve des fourmillemens dans la joue droite. Cependant, la sensibilité de la peau est conservée; le malade perçoit la sensation de chatouillement lorsqu'on promène sur la joue la barbe d'une plume, et celle de la douleur quand on le pique légèrement à l'aide d'une aiguille. La paupière supérieure du côté droit ne recouvre qu'incomplètement le globe oculaire, qui est un peu injecté et larmoyant. La vision est intacte. La langue et la luette conservent leur rectitude naturelle, et la sensation du goût est la même sur les deux côtés de la langue. La narine droite, un peu plus dilatée que la gauche, perçoit les odeurs. Il n'y a ni céphalalgie ni étourdissemens. Le malade ne peut rattacher sa maladie à aucune cause particulière; en l'aidant à rassembler ses souvenirs, il ne se rappelle pas avoir reçu aucune impression de froid sur la joue pendant les jours qui ont précédé son accident. (Saignée du bras; pédiluves sinapisés; eau de Sedlitz.)

Tous ces phénomènes se sont modifiés très lentement. La mobilité du côté droit de la face n'est revenue que très incomplètement, malgré les moyens successivement employés, et qui ont consisté : d'abord en frictions ammoniacales sur la joue; ensuite en applications de trois vésicatoires volans simples et de cinq autres vésicatoires, que l'on a pansés avec la strychnine.

Lorsque le malade quitta l'infirmerie, le 25 juin, il pouvait contracter la paupière supérieure et recouvrir complètement le globe de l'œil; le sentiment de fourmillement avait disparu dans la joue droite; il ne perdait plus sa salive; mais il ne pouvait pas siffler, et lorsqu'il riait, sa face conservait encore l'expression singulière que j'ai signalée.

J'ai revu le malade à de longs intervalles, lorsque je le rencontrais dans les cours de l'hospice, et ce n'est qu'au bout d'un an, à peu près, que tous les accidens avaient disparu, d'une manière très lente et presque insensible.

Le 5 mai 1852, Theizen rentre à l'infirmerie, avec tous les signes d'une congestion cérébrale. Il a des étourdissemens violens et a manqué plusieurs fois de tomber dans la rue; cependant, il n'a pas eu de perte de connaissance. La face est colorée; il y a de la céphalalgie, et le pouls est très développé. Une saignée du bras, un purgatif administré le lendemain, font disparaître ces accidens, et le malade quitte de nouveau l'infirmerie, trois jours après son entrée.

Le 27 février 1854, Theizen est apporté presque mourant. Il vient d'être frappé d'une apoplexie des plus graves. Il y a perte complète de connaissance, respiration stertoreuse, hémiplégie complète à droite, avec mouvemens convulsifs du côté gauche. On saigne le malade, on emploie les révulsifs les plus énergiques. Mais les accidens ne font que s'aggraver, les quatre membres tombent dans la résolution complète, la respiration devient stertoreuse, et le malade meurt pendant la nuit.

L'autopsie du malade fut faite trente heures après la mort. Je me proposais d'examiner le cerveau avec le plus grand soin, et de rechercher s'il n'existerait pas à gauche quelque cicatrice qui pût indiquer un ancien foyer hémorrhagique, dont la date remonterait à celle de la paralysie faciale. Mais l'hémorrhagie cérébrale, à laquelle succombait le malade, avait broyé en quelque sorte tout le lobe gauche du cerveau. La couche optique et le corps strié de ce côté étaient profondément déchirés, ainsi qu'une grande partie des parois ventriculaires. Le sang avait fait irruption dans tous les ventricules. Il me fut donc impossible de rien distinguer et de retrouver les traces d'une lésion antérieure.

Il existe une grande analogie entre l'observation de ce dernier malade et celle de Lecomte. Le premier accident qui se manifeste chez lui est, il est vrai, la paralysie faciale. Mais, deux ans après, il survient une congestion qui se dissipe assez rapidement; et dix-huit mois plus tard, elle est suivie d'une hémorrhagie cérébrale qui emporte le malade en quelques heures. Malheureusement, le foyer hémorrhagique a déchiré tout le lobe du cerveau opposé au côté de la face, qui avait été anciennement affecté d'hémiplégie. Il fut, dès lors, impossible de retrouver les traces du foyer, très petit, sans doute, qui aurait déterminé le premier accident.

Mais, objectera-t-on peut-être, rien ne prouve que chez ce malade, ainsi que chez Lecomte, la paralysie de la face n'ait eu pour cause une simple lésion du nerf facial; rien ne prouve non plus que les accidens qui ont suivi la paralysie de la joue aient aucune relation avec elle. Nous répondrons que nous avons interrogé avec le plus grand soin ces malades sur toutes les circonstances qui auraient pu déterminer chez eux une impression de froid sur la joue affectée, et qu'ils nous ont toujours donné des réponses négatives. Lecomte a éprouvé, du reste, des troubles de l'intelligence, qui ne s'observent pas avec la simple paralysie rhumatismale. Quant à Theizen, il n'en a pas éprouvé, à la vérité ; mais nous rappellerons que dans nos deux premières observations, où l'autopsie a démontré la présence d'un foyer hémorrhagique, les malades n'avaient pas offert de symptômes cérébraux.

Dans les deux observations suivantes, il n'y a pas eu, depuis l'apparition de l'hémiplégie faciale, d'accidens qui aient enlevé les malades ; mais la paralysie s'est accompagnée chez eux de particularités qui me semblent de nature à la faire considérer comme sous la dépendance de la même cause que dans les cas précédens.

OBSERVATION V. — *Céphalalgie.* — *Etourdissemens.* — *Hémiplégie faciale.* — *Guérison.* — *Dix-huit mois après, nouveaux étourdissemens.* — *Nouvelle attaque d'hémiplégie faciale.* — *Guérison.*

Le nommé Varillon, âgé de 75 ans, d'une bonne santé, travaillait habituellement dans un atelier mal fermé, où il était assis près de la porte, et exposé, par conséquent, aux courans d'air. Il souffrait depuis quelques jours de maux de tête, lorsque le 10 décembre 1852, sans avoir commis d'excès, sans avoir rien fait d'extraordinaire ce jour-là, il fut pris, dans la rue, d'un étourdissement qui ne dura pas longtemps. Il ne perdit pas connaissance, mais il fut obligé de s'appuyer un moment contre le mur pour ne pas tomber. Comme il allait voter, il n'en continua pas moins son chemin, et, après avoir déposé son bulletin, il rentra à l'hospice.

Le jour même, et surtout le lendemain matin, il s'aperçut qu'il avait la bouche de travers ; il avait été porté à l'examiner dans son miroir, par suite d'un sentiment de gêne qu'il éprouvait dans les lèvres, et d'une certaine difficulté pour prononcer. Cependant, il n'eut pas d'autre étourdissement ni ne maux de tête. Il resta dans cet état jusqu'au 22 décembre ; mais, voyant que la bouche restait dans le même état, il vint pour se faire recevoir à l'infirmerie.

Le 23 décembre, à la visite, je constate l'état suivant : déviation de la bouche de gauche à droite ; affaissement de la joue gauche, qui est pendante et légèrement œdémateuse à sa partie la plus déclive. Quand le malade veut souffler, la commissure gauche des lèvres se laisse distendre, sans pouvoir retenir la colonne d'air. Le malade nous dit lui-même que, lorsqu'il mange, les alimens s'accumulent entre la joue et l'arcade alvéolaire, et qu'il est obligé de les aller chercher avec le doigt. Sensibilité obtuse de la joue gauche ; le malade sent, lorsqu'on le pique, mais il ne perçoit aucune sensation de chatouillement lorsqu'on promène, sur la joue, une barbe de plume. La paupière du côté gauche est immobile, et la partie inférieure du globe oculaire n'est recouverte qu'imparfaitement. Les deux pupilles ont les mêmes dimensions et se contractent également. Déviation légère de la langue à droite. La luette est légèrement inclinée à droite. Les membres supérieur et inférieur du côté gauche ne présentent aucune trace de paralysie. Un peu de céphalalgie non localisée, mais générale ; pas d'étourdissemens. Rien du côté des organes digestifs. (Saignée du bras, de trois palettes ; pédiluves ; orge miellé ; 30 grammes d'huile de ricin pour le lendemain matin.)

24. La saignée semble avoir amené une amélioration assez prononcée. La céphalalgie a diminué. La déviation de la bouche paraît un peu moins marquée. Du reste, même état. (Pédiluves ; eau d'orge miellée.)

Le 26. Outre une diminution manifeste de la déviation de la bouche, la prononciation des mots est plus facile. La sensibilité de la joue est moins obtuse. Mais il existe encore une différence assez sensible entre l'expression du côté gauche et celle du côté droit. (Huile de ricin, 45 grammes ; pédiluves.)

Depuis cette époque, la plupart des symptômes ont diminué, sans cependant entièrement disparaître, sous l'influence des purgatifs répétés à plusieurs reprises. Le malade, s'ennuyant à l'infirmerie, et se trouvant soulagé, veut sortir le 15 janvier.

A cette époque, la sensibilité de la joue était revenue ; la paupière avait recouvré sa mobilité ; mais il y avait encore un peu de déviation de la face et une légère difficulté pour la prononciation.

J'ai revu plusieurs fois le malade dans la maison, et j'ai pu constater qu'au bout de quatre mois, la face avait repris son expression habituelle des deux côtés, et qu'il ne restait plus de traces de la paralysie.

Varillon rentra à l'infirmerie le 9 janvier 1853, pour un petit ulcère qu'il portait à la jambe gauche. La plaie marchait vers la guérison, et était presque cicatrisée, lorsque, le 10 juillet, il fut pris des mêmes accidens que le 10 décembre 1852. Après avoir éprouvé le jour précédent un peu de céphalalgie et quelques étourdissemens dont il ne se plaignit pas, il fut repris de difficulté dans la prononciation, d'un sentiment de gêne et d'engourdissement dans la joue gauche, je constatai de nouveau tous les phénomènes observés lors de la première attaque, et que je m'abstiens de décrire.

Sous l'influence de quelques évacuations sanguines et des purgatifs répétés, j'eus la satisfaction de voir les accidens diminuer de nouveau, et le malade quitta l'infirmerie au bout de quinze jours, conservant, comme la première fois, une légère déviation de la face.

Cet homme ne s'est pas représenté de nouveau à l'infirmerie avant ma sortie de l'hospice des Incurables, et j'ignore s'il a été repris d'accidens analogues.

Quoiqu'il y ait dans l'observation de ce malade une particularité qui semble devoir faire rapprocher ce cas de ceux de paralysie par suite de lésion du nerf facial, je pense, cependant, qu'on doit encore, chez lui, rapporter la paralysie à une hémorrhagie cérébrale. Cet homme était souvent, il est vrai, exposé à un courant d'air ; mais, d'un autre côté, le début de la maladie s'annonce par un étourdissement tel, que le malade serait tombé s'il ne se fût retenu à la muraille ; il conserve de la céphalalgie pendant plusieurs jours, et souvent on n'observe pas d'autres signes pour les hémorrhagies cérébrales très petites. Mais ce qui me paraît de nature à confirmer mon opinion, c'est, six mois après, le retour de la paralysie de la face, accompagnée de symptômes cérébraux analogues. Du reste, je reviendrai bientôt sur cette répétition des accidens, et sur l'importance que j'attribue à cette particularité.

Ob ervation VI. — *Eczema du bras droit.* — *Paralysie faciale du côté gauche.* — *Guérison.* — *Quatorze mois après, nouvelle attaque de paralysie faciale.* — *Guérison.*

Le nommé Thuillier, âgé de 67 ans, ancien cordonnier, admis depuis deux ans à l'hospice des Incurables , ayant toujous joui, depuis cette époque, d'une très bonne santé , entre à l'infirmerie le 31 juillet 1852, pour un eczema du bras droit, au milieu duquel apparaissaient çà et là de petits groupes de vésicules plus volumineuses, qui avaient tous les caractères de l'herpès. En peu de temps, ces accidens disparurent sous l'influence des purgatifs, des bains et de l'usage de la poudre d'amidon appliquée sur toute l'étendue du bras. Quelques jours après sa sortie de l'infirmerie, il s'aperçut que sa salive s'échappait involontairement de sa bouche ; en même temps, il éprouva de l'engourdissement dans la joue gauche, et de la difficulté pour parler. Après être resté quelques jours dans cet état, et voyant que les accidens allaient en augmentant, il vint à la consultation. Il me fut facile de reconnaître, à première vue, qu'il avait une paralysie faciale, et je le fis entrer immédiatement à l'infirmerie. Voici ce qui fut noté lors de son admission :

12 août. La commissure droite des lèvres est tirée en bas ; la commissure gauche est oblique en haut, de sorte que la ligne dessinée par le point de contact des lèvres est oblique de gauche à droite et de haut en bas. La joue gauche est flasque et molle ; sa partie la plus déclive est empâtée et légèrement œdémateuse. La salive s'échappe involontairement par la commissure gauche des lèvres. Lorsque le malade parle, il articule mal les mots. Lorsque le malade souffle, la joue gauche se distend passivement, et laisse échapper l'air par la commissure correspondante. Il lui est impossible de siffler. La narine gauche est plus ouverte que la droite. La paupière supérieure est immobile, et la partie inférieure du globe oculaire ne peut être entièrement recouverte, quelqu'effort que fasse le malade. La luette et la langue ne paraissent pas déviées. La sensibilité de la joue ne paraît pas modifiée, ainsi que nous nous en assurons à l'aide de différens moyens. L'odorat et le goût n'ont subi aucune altération. Le membre supérieur et le membre inférieur du côté gauche ne présentent aucun trouble de la sensibilité et de la locomotilité.

Le malade nous affirme n'avoir jamais eu aucun accident du côté de la tête. Il ne se rappelle pas avoir été soumis, soit à un courant d'air, soit à une action quelconque du froid vers la joue malade. Les accidens sont survenus sans qu'il s'en doute. C'est un matin, en se réveillant, qu'il s'est aperçu que la salive s'échappait entièrement de sa bouche, et qu'il avait de la *raideur*, suivant son expression, dans le côté gauche de la face. Interrogé sur ce qu'il avait éprouvé les jours précédens du côté du cerveau, il se rappelle avoir eu la tête lourde et un peu de céphalalgie, mais il n'a pas eu le moindre étourdissement.

Le malade n'accuse, pour le moment, qu'un peu de lourdeur de tête ; mais il n'y a pas eu de céphalalgie. Tous les autres appareils d'organes sont dans un état parfait d'intégrité. (Saignée du bras ; une bouteille d'eau de Sedlitz ; pédiluves sinapisés.)

L'état de Thuillier reste exactement le même les jours suivans. Je répète l'usage des révulsifs vers le canal intestinal et sur les extrémités.

Le 16, la contractilité des muscles de la face étant toujours nulle, on joint, aux moyens précédens, des frictions sur la joue gauche avec le liniment ammoniacal.

Le 19, ces moyens étant restés insuffisans, on applique un petit vésicatoire volant au-devant de l'oreille gauche, et au niveau du point d'émergence du nerf facial.

Les jours suivans, on peut constater une légère amélioration. La bouche paraît moins déviée ; le malade retient mieux sa salive. Il éprouve un peu moins de gêne en parlant. L'empâtement de la joue a diminué. Le globe oculaire est plus complètement recouvert par la paupière supérieure.

Je fais promener successivement trois vésicatoires sur le trajet du nerf facial, et les symptômes diminuent graduellement. Le malade quitte l'infirmerie le 30 août, conservant encore une légère déviation des traits de la face.

J'avais perdu le malade de vue, lorsque, le 1er juin 1853, il rentre à l'infirmerie pour une éruption analogue à celle qu'il avait eue au mois de juillet 1852, et occupant le même bras que la première fois. Les mêmes moyens employés de nouveau amenèrent une prompte guérison, et le malade quitta l'infirmerie le 14. Il ne présentait plus alors de traces de sa paralysie faciale ; l'expression et les mouvemens des deux côtés de la face étaient les mêmes.

Enfin, le 31 octobre, Thuillier rentre encore une fois à l'infirmerie ; mais alors il avait une seconde attaque de paralysie faciale. Tout le côté gauche de la face présentait les mêmes phénomènes que j'avais observés l'année précédente, avec intégrité parfaite du mouvement et de la sensibilité dans les membres correspondans. Le malade, comme la première fois, n'avait éprouvé, avant l'apparition des accidens, qu'un peu de pesanteur de tête, et une très légère céphalalgie à laquelle il n'avait pas fait attention. Comme la première fois aussi, la joue n'avait été soumise à aucun courant d'air, ni à l'impression d'un froid quelconque. J'eus recours aux moyens qui m'avaient réussi déjà une première fois, et le malade sortit de l'infirmerie sans être entièrement guéri.

Existe-t-il quelque rapport entre la disparition assez brusque de l'éruption du bras et la paralysie faciale qui est survenue chez ce malade? L'on a signalé quelquefois des accidens cérébraux à la suite de la suppression brusque de certaines maladies de la peau ; moi-même j'ai observé plusieurs fois des symptômes de congestion et de véritables hémorrhagies cérébrales chez des vieillards, peu de temps après une guérison rapide, soit d'affections cutanées, soit d'ulcères des extrémités inférieures. Ce qui est remarquable chez notre malade, c'est que le retour et la guérison de la même éruption eczémateuse sont suivis, un peu plus tard, il est vrai, la seconde fois que la première, d'une nouvelle attaque de paralysie faciale.

Il nous reste, dans ce cas, à choisir entre les deux suppositions suivantes : ou bien, deux fois, le nerf facial a été frappé de la même affection, quoique aucune des deux fois le malade n'ait été exposé à la cause qui produit le plus ordinairement cette maladie, c'est-à-dire l'impression du froid sur la joue paralysée, ou bien il est survenu à deux reprises une petite hémorrhagie cérébrale à la suite de la suppression assez brusque d'une éruption eczémateuse, accident qui a été signalé par les auteurs, et que, pour notre part, nous avons observé plusieurs fois. Entre ces deux opinions, je n'hésite pas à adopter la dernière, et je vais essayer de développer ma manière de voir à cet égard.

Lorsqu'on est à même d'observer un grand nombre d'hémorrhagies cérébrales, comme dans les hôpitaux de vieillards, et surtout lorsqu'on ne perd pas de vue les malades, on est frappé de la marche que suivent les accidens cérébraux chez le plus grand nombre d'entre eux. Quelques-uns, il est vrai, mais c'est la minorité, succombent à une première attaque, parce que, du premier coup, le foyer hémorrhagique est excessivement considérable, ou parce qu'il se développe autour de lui un ramollissement consécutif. Mais, dans la majorité des cas, les choses ne se passent pas ainsi. Les malades sont pris d'abord d'accidens légers. Pour celui-ci, c'est une simple congestion cérébrale qui se dissipe promptement ; pour celui-là, c'est une petite hémorrhagie qui n'entraîne à sa suite qu'un peu d'embarras de la parole ou bien une paralysie plus ou moins complète, soit du mouvement, soit du sentiment qui frappe ou l'un des membres, ou les deux membres d'un seul côté. Cet accident ne peut plus être attribué à la simple congestion, car la paralysie ne diminue que lentement et dans l'espace de temps nécessaire à la cicatrisation d'un petit foyer hémorrhagique. Cette première attaque est suivie, à des intervalles plus ou moins longs, d'accidens analogues, quelquefois aussi légers, et qui affectent soit le côté primitivement atteint, soit le côté opposé. On observe quelquefois jusqu'à cinq ou six attaques de cette espèce sur le même individu. Puis, après un laps de temps plus ou moins long, il survient une hémorrhagie considérable qui enlève rapidement le malade.

Je ne parle pas ici des autres accidens cérébraux auxquels succombent souvent les vieillards qui ont été atteints, à plusieurs reprises, d'hémorrhagie cérébrale, tels que le ramollissement et la méningite chronique. Je ne parle que des malades qui, frappés plusieurs fois d'apoplexie, succombent à une dernière attaque de cette maladie, beaucoup plus considérable que les précédentes, et qui entraîne rapidement la mort.

Ainsi, chez les vieillards qui doivent succomber plus tard à l'apoplexie ou à d'autres accidens cérébraux qui en sont la conséquence, on observe, d'abord, des accidens légers, sorte d'avertissemens dont il faut toujours tenir compte, puis les accidens deviennent de plus en plus graves à mesure qu'ils se renouvellent.

Je pense que, chez les vieillards, la paralysie faciale est souvent un des premiers accidens cérébraux que l'on observe ; et que, pour certains d'entre eux, c'est le commencement de cette série d'hémorrhagies cérébrales qui se terminera, tôt ou tard, d'une manière fatale. C'est ce que l'on peut constater dans les observations de Lecomte et de Theizen (obs. III et IV). Chez le premier, la paralysie faciale est suivie de six attaques, ayant tous les caractères de petites hémorrhagies. Chez le second, la paralysie d'un côté de la face est le premier accident ; puis il survient une congestion cérébrale, puis, enfin, une hémorrhagie qui envahit tous les ventricules et qui enlève rapidement le malade. Quant aux deux autres malades (obs. V et VII), la paralysie de la face me paraît devoir aussi être rapportée à ces premiers symptômes cérébraux dont nous venons de parler. On voit, en effet, le même accident se reproduire après un certain temps ; de même que chez les autres, on a vu survenir soit une congestion, soit d'autres petites hémorrhagies déterminant des paralysies peu étendues et passagères.

La paralysie faciale ne doit donc pas être considérée, chez les vieillards, comme une affection aussi légère que chez les jeunes gens et les adultes ; car, chez les premiers, elle paraît se lier, je ne dirai pas toujours, mais fréquemment, à une hémorrhagie cérébrale. Loin de moi la pensée de nier que, même dans un âge avancé, la paralysie de la face puisse être le résultat d'une lésion passagère du nerf facial ; mais, pour

qu'elle puisse être considérée comme appartenant à cette caté-
gorie de faits, il faut que l'action de la cause qui la produit le
plus ordinairement ait été bien démontrée. Dans le cas contraire, tout doit la faire considérer comme liée à une affection
du cerveau.

Il me semble que l'on peut trouver, dans les considérations
qui précèdent, l'explication de cette divergence d'opinions que
nous signalions au commencement de ce travail, entre deux
professeurs distingués de la Faculté. Je pense même qu'en
replaçant la question sur son véritable terrain, c'est-à-dire
sur celui de l'âge, l'on pourra peut-être concilier ces deux
opinions si contradictoires. Rappelons, à ce sujet, que M. Rostan a observé longtemps dans un hospice de vieillards, et que
c'est par suite du rapprochement des faits qui se sont passés
sous ses yeux, qu'il a été amené à penser que la paralysie
faciale était presque toujours liée à une affection circonscrite
du cerveau. M. Bernard, au contraire, n'a pas observé dans les
mêmes conditions ; son opinion est le résultat d'observations
recueillies dans toute autre circonstance. Nous pensons donc
que si l'on considère la paralysie faciale chez les vieillards seulement, c'est-à-dire dans cette période de la vie où les affections cérébrales sont si fréquentes, l'opinion de M. Rostan est
la véritable expression des faits ; que si, au contraire, on considère cette maladie chez les jeunes gens et chez les adultes, la
vérité se déplace pour passer dans le camp de M. Bérard et
de ceux qui partagent sa manière de voir.

Du reste, derrière cette question étiologique, il se cache
une question de pratique importante pour la pathologie de la
vieillesse. Ainsi, lorsque l'on a vu survenir une hémiplégie
faciale chez un sujet qui aura atteint cette période de la vie
où les hémorrhagies sont si communes, on devra la considérer

comme le premier pas fait dans la carrière des accidens cérébraux auxquels succombera plus tard le malade. Le médecin
ne devra donc pas, en face de cette affection légère en appa-
rence, rester dans une sécurité imprévoyante ; il devra considérer l'individu qui en est affecté comme prédisposé à des
accidens plus sérieux, et dès lors, le soumettre à tous les
moyens prophylactiques des affections cérébrales.

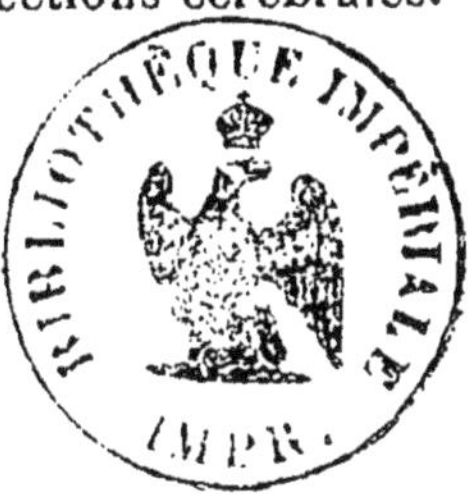

FIN.

PARIS. — TYPOGRAPHIE ET LITHOGRAPHIE FÉLIX MALTESTE ET Cⁱᵉ,
Rue des Deux-Portes-Saint-Sauveur, 22.

9 782019 251215